DES

AFFECTIONS CUTANÉES

CONSTITUTIONNELLES

TRAVAUX DU MÊME AUTEUR.

Des climats sous le rapport hygiénique et médical. Paris, 1862, 1 vol. de 600 pages.

Réflexions sur le diagnostic des fractures de la base du crâne. Paris, 1852, in-8°.

Secours aux malades pauvres des campagnes. Paris, 1855, in-8°.

Études cliniques sur le traitement de l'angine couenneuse et du croup. Paris, 1857, in-8°.

Recherches expérimentales sur la nature des émanations marécageuses et sur les moyens d'empêcher leur formation et leur expansion dans l'air. Paris, 1859.

Instruction sur le choléra-morbus. Paris, 1854, in-12.

De l'emploi de quelques eaux minérales naturelles pendant les bains de mer. Paris, 1859, in-12.

Les mystères du magnétisme animal et de la magie dévoilés, ou la vérité sur le mesmérisme, le somnambulisme magnétique, etc., démontrée par l'hypnotisme. Paris, 1860, in-8°.

Guide médical des baigneurs à Royan. Paris, 1860, in-12.

Recherches expérimentales sur les effets physiologiques de l'eau de la Raillière. Paris, 1863, in-12.

Revue médicale des eaux minérales de Cauterets. Paris, 1864, gr. in-8°.

Etudes médicales et scientifiques sur les eaux minérales de Cauterets. Paris, 1866, 1 vol. gr. in-8°.

Précis descriptif, théorique et pratique sur les eaux minérales de Cauterets. Paris, 1867, in-12.

Des eaux de Cauterets transportées. Paris, 1867, in-8°.

Paris. — Imprimerie de E. Martinet, rue Mignon, 2.

DES

AFFECTIONS CUTANÉES

CONSTITUTIONNELLES

ET DE

LEUR TRAITEMENT PAR LES EAUX SULFUREUSES

MÉMOIRE CONTENANT

L'EXAMEN CRITIQUE DES DOCTRINES DE L'ARTHRITIS ET DE L'HERPÉTISME,
AVEC QUELQUES CONSIDÉRATIONS SUR L'URICÉMIE

Lu à la Société d'hydrologie médicale de Paris, le 3 février 1868

PAR

Le Docteur L. GIGOT-SUARD

Médecin consultant aux eaux de Cauterets,
Membre titulaire de la Société d'hydrologie médicale de Paris,
Correspondant de l'Académie impériale des sciences de Rouen,
De la Société de médecine de Paris, de la Société de médecine et de la Société médico-chirurgicale des hôpitaux de Bordeaux,
Des Sociétés de médecine de Marseille, Montpellier, Tours, Poitiers, etc.

PARIS
J.-B. BAILLIÈRE ET FILS
LIBRAIRES DE L'ACADÉMIE IMPÉRIALE DE MÉDECINE
Rue Hautefeuille, 19
1868

DES

AFFECTIONS CUTANÉES CONSTITUTIONNELLES

ET DE LEUR TRAITEMENT

PAR LES EAUX SULFUREUSES

Messieurs, permettez-moi d'apporter le faible contingent de mon expérience clinique et de mes recherches expérimentales dans l'importante question du traitement des maladies de la peau par les eaux minérales. Mais auparavant je dois faire appel à votre indulgence pour la longueur de ce travail. Les aperçus nouveaux qu'il renferme sur la pathogénie de certaines dermatoses, et sur l'application des eaux sulfureuses aux diverses espèces d'affections cutanées constitutionnelles, m'ont forcé d'aller bien au delà des limites imposées à un simple problème de thérapeutique thermale. N'acceptant pas les doctrines professées aujourd'hui par des hommes qui occupent à juste titre une place considérable dans la science, j'ai dû critiquer, discuter, d'une part, et de l'autre étayer mes opinions par des preuves irréfragables autant que possible. Puissé-je ne pas abuser de votre bienveillante attention.

Notre honorable et savant collègue, M. le docteur Bourdon, me paraît avoir nettement déterminé le but de la discussion en disant : « Le problème consiste à trouver les » traitements qui réussissent le mieux à guérir, ou au moins » à modifier le plus avantageusement possible les *états* » *constitutionnels* sous l'influence desquels la peau est » devenue malade. » Or, d'après M. Bourdon, qui adopte

(1) Voy. tome XIII, pp. 128, 187, 241 et suiv.; — t. XIV, pp. 47, 128 et suiv.

la classification de M. Bazin, les affections cutanées formeraient quatre grandes familles : les syphilides, les scrofulides, les arthritides et les herpétides, répondant à quatre maladies constitutionnelles.

D'abord, messieurs, il me paraît nécessaire, indispensable, de préciser la signification des mots, et de déterminer jusqu'à quel point les quatre maladies constitutionnelles dont il s'agit, la syphilis, la scrofule, l'arthritis et l'herpétisme, sont bien définies, avant d'examiner si elles ont réellement des manifestations cutanées spéciales, directes, dont on puisse faire quatre groupes naturels.

Je laisse de côté la syphilis et la scrofule, sur la constitution desquelles tout le monde est d'accord, pour ne m'occuper que de l'arthritis et de l'herpétisme.

I

Examen critique de la doctrine de l'arthritis.

Qu'est-ce donc que l'arthritis ?

M. Bazin est le premier qui a rajeuni ce vieux mot, par conséquent c'est lui que je dois citer d'abord. Or j'ouvre son livre si remarquable sur les affections cutanées de nature dartreuse et arthritique, et je lis à la page 37 :

« L'arthritis est une maladie constitutionnelle, non contagieuse, caractérisée par la tendance à la formation d'un produit morbide (le tophus), et par des affections variées de la peau, de l'appareil locomoteur et des viscères, affections se terminant généralement par résolution.

» On pourrait m'objecter que je réunis sous le nom d'arthritis la goutte et le rhumatisme ; cependant je considère ces maladies comme deux entités morbides qui sont à la vérité très-rapprochées dans le cadre nosologique.

» D'ailleurs elles ont été confondues par des hommes d'un » incontestable mérite. Chomel a cru à l'identité des deux » maladies, et il a créé un rhumatisme goutteux qui par» ticiperait à la fois du rhumatisme et de la goutte. »

Ainsi, messieurs, pas de doute, pas de confusion possible : après avoir dit, dans sa définition, que la tendance aux productions tophacées est le caractère de l'arthritis, l'éminent clinicien de Saint-Louis considère la goutte et le rhumatisme comme deux formes symptomatiques de cette maladie constitutionnelle.

Telle est aussi la doctrine que notre collègue, M. Pidoux, a exposée au sein de cette Société avec la hauteur de vues et le talent que nous lui connaissons.

Dans une question aussi importante, et surtout quand on a en face de pareils adversaires, il me paraît bon de citer textuellement. Voici donc ce que M. Pidoux a écrit :

« Le rhumatisme et la goutte sont semblables et diffé» rents tout à la fois. Je pense qu'il ne faut ni les con» fondre comme une seule affection, ni les séparer comme » deux affections spécifiquement différentes. Si leur racine » est commune, elles forment deux embranchements du » même tronc qui, ayant chacun une manière d'être parti» culière, malgré leurs traits communs et leurs entrelace» ments fréquents, méritent chacun aussi une étude tout » à la fois commune et distincte.

» Mais quel nom donnerons-nous au tronc lui-même ? » Un nom qui rappelle ce que les deux embranchements » ont de commun, en conservant à ceux-ci leur nom dis» tinct qui rappelle traditionnellement ce qu'ils ont de par» ticulier. Le mot *arthritis* est dans la science depuis l'an» tiquité, il y a été rappelé avec raison par M. Bazin, » pour désigner sous le nom d'*arthritide* l'espèce de dartre » propre aux rhumatisants et aux goutteux. Il est donc

» inutile d'en créer un autre. Les mots de *rhumatisme* et
» de *goutte* resteront attachés aux deux grandes manifes-
» tations ou aux deux embranchements particuliers de
» l'*arthritisme* (1). »

Vous le voyez, pour M. Pidoux comme pour M. Bazin, la goutte et le rhumatisme sont deux manifestations d'une seule et même maladie constitutionnelle, l'arthritis. C'est ce qui me paraît contradictoire, inadmissible.

Je passe sur les différences que présentent la goutte et le rhumatisme au point de vue de l'étiologie, de la marche, des symptômes et même des altérations que ces deux affections produisent du côté de l'appareil locomoteur, pour ne m'occuper que de ce fait considérable, sur lequel j'appelle toute votre attention, savoir, que le sang des goutteux est surchargé d'urates, tandis que celui des rhumatisants ne contient jamais un excès de ces sels. A l'appui de cette assertion je vous rappellerai les recherches de Garrod, Bence-Jones, Ranke et Charcot, qui sont des preuves irréfragables. J'ai fait moi-même plusieurs expériences dont je vous parlerai tout à l'heure, lorsqu'il sera question de cette classe d'affections cutanées que M. Bazin a désignées sous le nom d'arthritides.

Garrod a imaginé un moyen aussi simple qu'ingénieux pour constater d'une façon certaine l'excès d'acide urique dans le sang, ainsi que dans la sérosité des vésicatoires. Vous connaissez certainement ce procédé désigné par l'auteur sous le nom de *procédé du fil* (2).

(1) *Annales de la Société d'hydrologie médicale de Paris*, t. VII, p. 187.

(2) Voici comment le médecin anglais l'a décrit dans son *Traité de la goutte* :

« On verse de 4 à 8 grammes de sérum du sang dans une capsule de verre très-aplatie, ayant environ 8 centimètres de diamètre sur 9 mil-

En suivant cette méthode, M. Charcot n'a jamais constaté la présence de l'acide urique, soit dans le sérum du sang, soit dans la sérosité des vésicatoires, chez les nombreux sujets atteints de rhumatisme articulaire chronique qu'il a examinés, à ce point de vue, à l'hospice de la Salpêtrière. Au contraire, dans les cas de goutte où il a pu faire l'examen dont il s'agit, l'existence des cristaux d'acide urique a toujours été nettement reconnue. Sur ce dernier point, les observations de Bence Jones et de Ranke confirment celles de Garrod et de Charcot. Il n'existe pas jusqu'à présent de faits contradictoires.

Les recherches de M. Charcot relatives au rhumatisme articulaire chronique concernent toutes les formes et toutes les époques de la maladie. Les cas sur lesquels elles ont porté peuvent être groupés ainsi qu'il suit : 1° rhumatisme articulaire chronique progressif (noueux, généralisé), 25 cas; 2° rhumatisme articulaire chronique partiel (ar-

limètres de profondeur. On ajoute au sérum de l'acide acétique ordinaire (au titre de 28 pour 100), dans la proportion de 35 centigrammes pour 3 grammes et demi de sérum, et il se produit alors un dégagement de quelques bulles de gaz. Quand le mélange est bien fait, on y plonge un ou deux fils extraits d'un morceau de toile ouvrée, non encore lavée, ou de tout autre tissu de lin. Ces fils, qui doivent avoir une longueur de 2 centimètres et demi environ, sont maintenus pendant quelque temps immergés à l'aide d'une baguette, d'un stylet ou de la pointe d'un crayon. Après quoi, le vase est mis à l'écart dans un endroit frais jusqu'à ce que le sérum soit coagulé ou presque sec. Le manteau d'une cheminée dans une chambre à température ordinaire, ou encore les rayons d'une bibliothèque conviennent parfaitement à cet effet. Le temps nécessaire pour que l'opération soit terminée varie de trente-six à soixante heures, suivant le degré de sécheresse ou d'humidité de l'atmosphère.

« Si le sérum du sang est riche en acide urique, celui-ci se déposera sous forme de cristaux le long des fils, de manière à rappeler la disposition bien connue du sucre candi. »

thrite sèche, déformante), 4 cas; 3° nodosités des phalangettes, accompagnées de rhumatisme musculaire, 2 cas; en tout 31 cas.

Maintenant, messieurs, je vous le demande, le rhumatisme peut-il être une forme symptomatique de l'arthritis? Cette impossibilité n'échappera certainement pas à M. Bazin, lui qui assigne à l'arthritis pour caractéristique la tendance à la formation d'un produit morbide spécial, le tophus, ce qui exige nécessairement la surcharge du sang par l'acide urique.

Voilà pourquoi aussi l'expression de rhumatisme goutteux est un terme hybride qui, jusqu'à présent, a masqué notre ignorance, et qui désormais ne doit plus indiquer qu'une contradiction, une impossibilité.

Quant à M. Pidoux, il est moins explicite que M. Bazin; il ne définit ni ne caractérise l'arthritis. Il se borne à nous dire que c'est une maladie constitutionnelle, un tronc duquel partent deux embranchements, le rhumatisme et la goutte. Mais qu'est-ce que ce tronc, quelle est son essence? Je regrette que M. Pidoux ne se soit pas expliqué sur ce point, car il est nécessaire, comme j'ai eu l'honneur de vous le dire en commençant, de donner aux mots une signification précise.

C'est aussi le reproche que M. Béhier adressa à M. Pidoux, dans la remarquable discussion qui vient d'avoir lieu à l'Académie de médecine sur la tuberculose. « Il faudrait, a fait remarquer ce savant académicien, établir et » démontrer ce que c'est que l'arthritisme, en donner les » caractères précis, et pour le dire en passant, mon hono» rable collègue comprend sous ce même nom la goutte et » le rhumatisme, juste au moment où, dans l'école de Paris » et dans l'école anglaise, on sépare, preuves en main, ces » deux maladies l'une de l'autre. »

Il y a cependant des considérations d'une haute portée que notre savant confrère a développées à l'appui de sa thèse. « Eh bien ! s'écrie-t-il, que disent les faits observés » à la lumière des principes qui nous ont guidé dans l'é- » tude de la maladie chronique en général ? Et d'abord, » que disent-ils, observés au point de vue de l'hérédité ? Ils » disent qu'on voit des rhumatisants engendrer des gout- » teux et réciproquement.... Ainsi, ces deux maladies (le » rhumatisme et la goutte), si radicalement distinctes aux » yeux de nos spécifistes absolus, se métamorphosent réci- » proquement l'une dans l'autre (1). »

Messieurs, comme M. Pidoux et comme vous tous assurément, j'attache une grande importance à l'hérédité dans la pathogénie des maladies chroniques ; c'est pourquoi j'adresserai à mon tour cette question à mon honorable collègue : N'avez-vous jamais constaté, dans votre vaste pratique, qu'un dartreux, un herpétique, — pour parler votre langage, — ait engendré un goutteux ou un rhumatisant ? Pour moi j'ai souvent l'occasion d'observer des faits de ce genre (2). Alors, d'après votre méthode de déduction, pourquoi l'herpétisme ne serait-il pas aussi un embranchement de l'arthritis ? Alors aussi que devient votre théorie du métissage, de la dégénération, de la substitution régressive, puisqu'un herpétique, c'est-à-dire d'après vous, un arthritique dégénéré, abâtardi, peut reproduire un rhumatisant ou un goutteux ?

« Ceux qui professent cette opinion spécieuse (que le

(1) *Op. cit.*, p. 190 et 191.

(2) Je donne en ce moment mes soins à deux arthritiques. L'un est issu d'un père dartreux, qui n'a jamais eu de rhumatisme articulaire, et l'autre d'une mère morte phthisique à l'âge de trente ans sans avoir éprouvé des douleurs rhumatismales ou goutteuses. Des faits semblables ne sont pas rares.

» rhumatisme et la goutte sont deux entités morbides radi-
» calement différentes), continue M. Pidoux, se fondent
» principalement sur ce qu'ils appellent la diathèse urique,
» qui n'est autre chose, pour eux, que l'acide urique en
» excès dans l'économie, cause efficiente de la goutte, et
» inconnue, disent-ils, ainsi que la dyspepsie acescente,
» dans le rhumatisme. La gravelle serait, dans cette théo-
» rie, la goutte cristallisée.....

» ..... Je donnerai tout à l'heure ma réponse à l'argu-
» ment tiré des tophus uratés et de la gravelle de même
» nature, si communs, en effet, chez les goutteux, mais
» qui sont réputés leur appartenir exclusivement (1). »

Voici cette réponse :

« J'ai actuellement sous les yeux trois malades traités
» par moi, il y a vingt ans ou plus, d'une ou plusieurs
» attaques de rhumatisme articulaire aigu généralisé, et
» atteints aujourd'hui de gravelle et de néphrite calculeuse.
» L'un d'eux a été lithotritié plusieurs fois l'an dernier; un
» autre le sera prochainement, sans doute; il vient d'es-
» suyer une très-longue atteinte, dans le cours de laquelle
» il a rendu plusieurs graviers rouges assez volumi-
» neux (2). »

J'ai moi-même une réponse à faire à la réponse de M. Pidoux.

Notre distingué collègue sait très-bien qu'une ou plusieurs attaques de rhumatisme articulaire n'excluent pas le développement ultérieur de la diathèse urique. On peut devenir graveleux vingt ans après avoir été rhumatisant. Il n'existe aucun motif, d'après Garrod, pour qu'un sujet qui, dans sa jeunesse, a été exposé au rhumatisme articu-

(1) *Op. cit.*, p. 192.
(2) *Op. cit.*, p. 194.

laire aigu, ne soit pas soumis, par la suite, à la diathèse goutteuse (1). Et puis, l'urate de soude peut se déposer en abondance dans l'épaisseur des tissus articulaires sans qu'aucun signe le révèle à l'extérieur. Les tophus ne se forment que lentement et après des accès répétés ; par conséquent jusqu'à ce que ces concrétions uratiques soient assez apparentes pour dissiper tous les doutes sur la nature de la maladie, le seul moyen de diagnostic véritablement sûr sera la constatation d'une quantité anormale d'acide urique dans le sang. Voilà pourquoi il est si difficile, pour ne pas dire impossible, si l'on n'a pas recours à l'analyse du sang, de distinguer du rhumatisme articulaire aigu une forme particulière de la goutte aiguë dans laquelle plusieurs grandes articulations sont prises en même temps ou successivement. Trousseau, dans sa clinique médicale, Todd, W. Budd, Garrod, Charcot, etc., ont insisté sur ce point important. Ce ne serait donc pas mettre en doute l'expérience clinique et la sûreté du coup d'œil médical de M. Pidoux, que de supposer que ses rhumatisants, devenus graveleux vingt ans après leurs attaques, ont bien pu avoir des accès de goutte généralisée, au lieu d'attaques de rhumatisme articulaire.

Je conclus :

Que l'*arthritis* n'est point une entité pathologique, une maladie constitutionnelle spéciale, dont le rhumatisme et la goutte seraient deux formes symptomatiques ;

Que ces deux affections, le rhumatisme et la goutte, loin d'être congénères, diffèrent essentiellement, radicalement ;

Que, par conséquent, il faut rayer du vocabulaire nosologique le mot *arthritis*, qui, suivant la judicieuse remarque de M. Durand-Fardel, n'est propre qu'à entretenir la

(1) *La goutte, sa nature, son traitement*, p. 47.

confusion la plus fâcheuse, et à consacrer une des plus grandes erreurs que l'on puisse commettre en pathologie (1).

II

Affections cutanées goutteuses et rhumatismales. — Quelques mots sur l'uricémie.

Voyons maintenant s'il existe des affections cutanées de nature goutteuse et rhumatismale.

Vous savez, messieurs, que pour M. Bazin cela est incontestable. Même le célèbre dermatologiste dit à la page 92 du livre dont je vous ai déjà cité un passage, que, d'après les faits qu'il a observés, les affections squameuses sembleraient se montrer de préférence avec le rhumatisme, tandis que les affections croûteuses et bullo-lamelleuse se rencontreraient plus particulièrement avec la goutte.

Vous savez aussi que M. Bazin, n'ayant pu saisir les caractères qui distinguent les dermatoses rhumatismales et goutteuses, a décrit ces affections sous la dénomination commune d'*arthritides*. Déjà M. Gintrac père (de Bordeaux) avait appelé ainsi les manifestations cutanées de la goutte.

Pour les motifs que je vous ai fait connaître précédemment, ce mot n'a pas plus sa raison d'être que celui d'*arthritis*, duquel il dérive ; et s'il y a réellement des dermatoses rhumatismales, — ce que nous examinerons tout à l'heure, — elles se distinguent des dermatoses de nature goutteuse par ce caractère essentiel que, dans les dernières

(1) *Annales de la Société d'hydrologie médicale de Paris*, t. XIII, p. 136.

le sang est surchargé d'urates, tandis que cela n'a pas lieu dans les premières.

La goutte, c'est-à-dire le dépôt de la matière tophacée dans les articulations, n'est pas la seule, je dirai même la plus fréquente manifestation de la diathèse urique. Sous l'influence de cette diathèse, les viscères, le système circulatoire, le système nerveux, les membranes muqueuses, peuvent présenter des altérations organiques ou fonctionnelles que quelques auteurs ont décrites sous le nom de formes irrégulières de la goutte.

Bien que je sois peu partisan du néologisme, je donne la dénomination d'URICÉMIE à cette condition de l'organisme caractérisée par une quantité anormale d'acide urique dans le sang, tout disposé à en accepter une autre qui serait mieux appropriée.

Suivant Garrod, que je ne saurais citer trop souvent dans cette question, les urates en excès vicient le sang comme toute matière anormale, comme les miasmes ou un virus quelconque, et jettent dans l'économie des troubles qui sont ou les symptômes prodromiques, ou les manifestations larvées de la goutte. Pourquoi donc la peau, cet organe éliminateur par excellence, ne serait-elle pas influencée de la même façon que les autres organes ? Sans tenir compte des perturbations physiologiques qui accompagnent la production exagérée ou l'élimination insuffisante de l'acide urique, pourquoi cet acide en excès dans le sang ne produirait-il pas certaines lésions cutanées de la même manière que d'autres substances dont les effets nous sont bien connus ? Ainsi, je citerai la roséole copahique, l'érythème belladoné, l'eczéma mercuriel, les éruptions iodiques (érythème, papules et pustules) ; enfin les éruptions arsenicales ainsi classées par M. Imbert-Gourbeyre : éruptions pétéchiales ou ecchymoses, éruptions papuleuses, éruptions ortiées, éruptions vésiculeuses, éruptions érysipélateuses, éruptions pustuleuses, ulcérations.

Après m'être assuré par des expériences faites sur des animaux d'abord, puis sur moi-même, que l'acide urique pouvait être pris sans danger, même à des doses assez fortes, j'ai entrepris d'étudier son action pathogénétique. Quoique mes recherches ne soient pas encore suffisantes pour que je puisse en tirer des conséquences, je vais néanmoins rapporter un des faits que j'ai observés :

La nommée Clotilde P..., domestique, âgée de vingt-trois ans, occupant le numéro 2 de la salle Sainte-Rodène à l'hôpital de Levroux, où elle était entrée pour une dyspepsie, fut soumise à l'usage de l'acide urique. La dose était de 10 centigrammes le matin à jeun. Au bout de huit jours, céphalalgie intense qui présenta tous les caractères de la migraine. Le surlendemain, accès de fièvre avec frissons et sueurs. Le douzième et le treizième jour, pendant deux nuits de suite, coliques violentes accompagnées de vomissements. Ces coliques, dont la malade ne rendit pas très-bien compte à la visite du matin, étaient probablement des coliques néphrétiques. Le second accès fut si violent, que la sœur de la salle administra du sirop diacode pendant la nuit pour calmer les douleurs. Un fait digne de remarque, c'est que la dyspepsie avait disparu. A partir de ce moment l'acide urique ne fut plus donné que d'un jour l'un et à la même dose. Clotilde P... en avait pris en tout 2^{gr},10, lorsqu'il survint aux mains et à la figure une éruption pustuleuse apyrétique, précédée de démangeaisons vives, surtout aux mains. Les pustules présentèrent les caractères de l'ecthyma.

La fille qui fait le sujet de cette observation affirma n'avoir jamais eu d'éruption de la peau.

Les faits cliniques prouvent surabondamment qu'il y

a des dermatoses de nature goutteuse. Tous les médecins qui ont écrit sur cette maladie le reconnaissent. Garrod, dont les recherches sont les plus récentes, admet le prurigo, le psoriasis, l'eczéma, le prurit de l'anus, parmi les formes irrégulières de la goutte. J'ajoute que presque toutes les affections croûteuses, bullo-lamelleuses et squameuses peuvent se rattacher à l'uricémie.

Alors, dira-t-on peut-être, on devrait trouver de l'acide urique dans les produits excrétés, comme on en trouve dans les articulations et la sérosité des vésicatoires chez les goutteux. C'est là un sujet de recherches plein d'intérêt et sur lequel je puis vous fournir quelques renseignements.

Beaucoup d'observateurs ont étudié la sécrétion de la peau chez les goutteux ; mais leurs expériences n'ont abouti à aucuns résultats positifs et satisfaisants. « En présence de » données aussi contradictoires, dit Garrod, il me paraît » préférable d'attendre les résultats d'observations plus » nombreuses, avant de formuler une opinion définitive sur » la question de savoir si l'acide urique peut être excrété par » la peau. D'après ce qu'on sait concernant la nature de la » sécrétion cutanée, il paraît peu vraisemblable qu'un corps » possédant les propriétés de l'acide urique puisse être rejeté » au dehors par cette voie, soit à l'état libre, soit à l'état » de sel. Mais, d'un autre côté, on comprendrait assez bien » que le liquide provenant d'un eczéma ou de toute autre » éruption cutanée, contînt de l'acide urique, lorsque ce » principe existe en abondance dans le sang. Les exsudats » de ce genre prennent, en effet, une réaction alcaline, et » ont beaucoup d'analogie avec la sérosité qu'on obtient » par l'application d'un vésicatoire (1). »

(1) *Op. cit.*, p. 155.

Eh bien, messieurs, l'observation vient confirmer l'opinion du médecin anglais. Dans plusieurs affections cutanées j'ai constaté que les produits exsudés contenaient de l'acide urique en proportion assez forte.

Ma première observation se rapporte à un eczéma des mains. Le sujet de cette observation était un homme de quarante-cinq ans, d'un tempérament sanguin, d'une constitution robuste, exposé depuis longtemps tantôt à des douleurs du côté des petites articulations, tantôt à des éruptions vésiculeuses qui avaient leur siége le plus ordinaire aux mains. Une concrétion tophacée s'était formée à l'articulation moyenne de l'auriculaire gauche. De plus, le malade avait une toux fréquente, de l'oppression, un coryza presque permanent et une angine glanduleuse des plus prononcées. Après avoir percé quelques vésicules, je plaçai une petite quantité de sérosité entre deux lames de verre, que j'entourai de papier de plomb. Le liquide, recueilli le 29 août dernier, ne fut examiné qu'en novembre. J'y découvris, à l'aide du microscope, des cristaux d'acide urique semblables à quelques-uns de ceux qu'on extrait des urines. Mon collègue de l'hôpital de Levroux, M. le docteur Faucher, a bien voulu les dessiner. Il y avait aussi de rares cristaux de phosphate de soude.

Au mois de juillet dernier, une dame de soixante-huit ans, d'un tempérament sanguin et d'une forte constitution, vint à Cauterets pour une affection cutanée dont elle était atteinte depuis plusieurs années. Le médecin de cette dame, praticien distingué de Bordeaux, lui avait remis une consultation de laquelle j'extrais le passage suivant :

« Psoriasis inveterata, survenu il y a quatre ans, sans cause déterminante directe... La seule circonstance à noter chez madame X..., c'est une tendance aux rhumatismes, ou plutôt une constitution rhumatismale, à manifestations morbides et peu douloureuses, qui s'est spontanément modifiée dès le début de l'affection herpétique. A cette époque la médication mise en usage a été la suivante : bains sulfuro-gélatineux, solution d'arséniate de soude, bains de vapeur, régime approprié, deux saisons à Ax. Pendant deux ans amélioration notable. Depuis trois mois les accidents ont reparu, et voici la position dans laquelle madame X.... se trouve aujourd'hui :

» 1° Pas de traces de psoriasis ; mais aux endroits où cette affection avait autrefois fixé son siége (partie antérieure des cuisses, creux du jarret), apparaissent *ex abrupto* des vésicules qui contiennent un fluide opaque, lactescent. De ces vésicules, les unes forment, en se desséchant, des croûtes légères, lamelleuses, les autres laissent après elles des taches de purpura d'un rouge foncé et lentes à disparaître ;

» 2° Fluxions continuelles et tout à fait insolites sur les muqueuses bronchique et nasale. »

Pendant le traitement thermal, quelques bulles pemphygoïdes très-volumineuses se montrèrent à la partie supérieure des cuisses. Je perçai une de ces bulles, et je mis de la sérosité entre deux lames de verre, comme dans l'observation précédente. Le liquide, examiné au microscope au mois de novembre, renfermait des cristaux d'urate de soude, dont je dois encore la reproduction à M. le docteur Faucher, quelques cristaux d'acide urique, de phosphate de soude et de phosphate de chaux.

J'ai à vous entretenir d'un troisième fait qui mérite toute votre attention sous plusieurs rapports. Il s'agit d'une jeune fille de vingt-deux ans, de haute taille, au système musculaire très-développé, offrant toutes les apparences d'une constitution robuste, et issue d'un père dartreux. Cette jeune fille, qui n'avait jamais eu de rhumatisme, était atteinte depuis cinq ans d'un psoriasis généralisé. Toutes les fonctions s'accomplissaient parfaitement.

Je fis macérer dans l'alcool, pendant vingt-quatre heures, une certaine quantité de squames détachées de larges plaques psoriasiques situées sur les bras, puis je les plaçai dans de l'eau dont la température fut maintenue à 90 degrés centigrades au moyen du bain-marie. Au bout de deux heures, les squames ayant été retirées de l'eau avec soin, celle-ci fut évaporée lentement et laissa un résidu brunâtre, recouvert d'une foule d'aiguilles cristallines très-petites et extrêmement brillantes à la lumière. Je divisai le résidu en trois portions, dont une fut traitée par l'acide acétique, et une autre par l'acide nitrique étendu, ensuite par l'ammoniaque. Dans la première, le microscope montra beaucoup de cristaux d'acide urique ; dans la seconde, le mélange d'acide nitrique et d'ammoniaque prit une couleur rouge, puis jaune, par l'addition d'un excès d'ammoniaque, et laissa déposer un précipité gélatineux et jaunâtre, qui présenta tous les caractères de la murexide. Dans la troisième portion, qui ne fut soumise à aucun réactif, je trouvai une grande quantité de beaux cristaux d'urate de soude et quelques cristaux d'urate d'ammoniaque.

Ainsi, quoique la jeune fille qui fait le sujet de cette observation ne comptât aucun goutteux parmi ses ascendants, et qu'elle n'eût jamais éprouvé elle-même de douleurs articulaires, les produits exsudés n'en contenaient pas moins une grande quantité d'acide urique.

Je limiterai là l'exposé de ces recherches, me réservant de publier bientôt un travail beaucoup plus complet sur l'*uricémie.*

En attendant, je crois pouvoir conclure qu'il y a des

dermatoses dont le développement se rattache à un excès d'acide urique dans le sang, et qui dès lors peuvent être considérées comme étant de nature goutteuse.

M. Bazin attribue à ces affections des signes distinctifs à l'aide desquels on pourrait reconnaître leur origine. Ces caractères porteraient sur la considération du siége, de la forme, de la coloration, de la nature des produits excrétés, de la disposition relative des éléments éruptifs, etc. (1).

J'avoue, messieurs, qu'après avoir lu et relu l'intéressant ouvrage du savant médecin de Saint-Louis, je n'ai point trouvé dans la relation de ses observations les preuves cliniques de l'exactitude de ses théories. Je ne les ai pas rencontrées davantage, ces preuves, dans ma pratique. Sous ce rapport, je suis heureux de me trouver en conformité d'opinion avec un éminent clinicien dont le nom fait si justement autorité dans la science, le professeur Hardy (2).

M. Bazin attache encore une grande importance à un ensemble de phénomènes suffisants, d'après lui, pour lever tous les doutes sur la nature de la maladie qui a engendré l'affection cutanée et imprimer au malade un cachet spécial et irrécusable : tels sont des migraines, des troubles de la vue et de l'ouïe, la constipation, la calvitie, la tendance à l'obésité, à des dilatations veineuses, comme les varices et les hémorrhoïdes, aux congestions faciales et céphaliques, de la dyspepsie, des douleurs erratiques ou localisées dans les muscles ou les articulations, etc.

Ces signes ne me paraissent pas avoir plus de valeur que les précédents, parce qu'on les rencontre presque tous dans un autre état constitutionnel que nous étudierons bientôt : je veux parler de l'herpétisme.

(1) *Op. cit.*, p. 90.

(2) *Leçons sur les affections cutanées dartreuses*, p. 36 et suiv.

Sans doute, le tempérament et la constitution du sujet, ses antécédents héréditaires, la marche de la maladie, les manifestations articulaires peuvent aider le diagnostic ; mais je crois qu'en l'absence du symptôme pathognomonique de la maladie, savoir, la présence des concrétions uratées dans les articulations, il ne sera possible de se prononcer d'une manière certaine sur la nature de l'éruption cutanée, qu'après avoir constaté une quantité anormale d'acide urique soit dans le sérum du sang, soit dans la sérosité d'un vésicatoire ou dans les exsudats.

Si les relations de l'uricémie et par conséquent de la goutte avec les déterminations cutanées sont certaines, je n'en dirai pas autant pour le rhumatisme. Cette maladie est, en effet, très-commune, et parce qu'elle précède ou accompagne quelquefois le développement des dermatoses, il ne s'ensuit pas qu'il y ait entre le rhumatisme et ces affections des liens pathogéniques incontestables, un rapport évident de cause à effet. Dans l'érythème noueux, par exemple, qui est considéré par quelques observateurs comme le type des dermatoses rhumatismales, les douleurs articulaires sont-elles spéciales à l'éruption, ou celle-ci doit-elle être rapportée au rhumatisme? Je pense, avec M. Hardy, que, entre l'érythème noueux, entre l'érythème papuleux, tous les deux caractérisés par des douleurs rhumatoïdes, et le vrai rhumatisme, il y a la même distance qui sépare le même rhumatisme de la scarlatine, malgré ses douleurs articulaires, et de la variole, malgré ses douleurs lombaires et musculaires (1).

Notre distingué collègue, le docteur Desnos, a fait observer avec raison qu'on oublie trop facilement que les douleurs rhumatismales qui accompagnent les manifesta-

(1) *Op. cit.*, p. 58.

tions cutanées ne sont, à proprement parler, que de l'*arthralgie*, symptôme appartenant à bien d'autres états morbides qu'à l'inflammation rhumatismale (1).

Il y a une autre considération non moins importante, c'est que la dartre et le rhumatisme ne s'excluent pas réciproquement, et qu'un rhumatisant peut devenir dartreux, de même qu'un dartreux peut être rhumatisant.

En somme, rien ne prouve jusqu'à présent qu'il y ait des dermatoses de nature rhumatismale, tandis qu'il est bien démontré que les douleurs musculaires et articulaires sont, comme les névralgies, des symptômes fréquents des affections dartreuses.

III

Examen critique des diverses doctrines de l'herpétisme. — Parallèle entre l'herpétisme et l'uricémie.

Je viens d'employer un mot que j'ai évité de prononcer en parlant des dermatoses de nature urique, et sur lequel il est nécessaire de donner quelques explications : c'est le mot *dartre*.

Cette vieille expression française, synonyme du mot grec et latin *herpès*, servit d'abord à désigner indistinctement toutes les affections cutanées qui présentaient une marche chronique et une tendance à récidiver. Willan et les pathologistes de son école démontrèrent sans peine ce qu'elle avait de vague, et la supprimèrent du vocabulaire dermatologique. « Cette dénomination (de δαρτος, excorié), écri» vaient, il y a plus de vingt ans, MM. Cazenave et Schedel,

(1) *Nouveau Dictionnaire de médecine et de chirurgie pratiques*, t. III, p. 264.

» a prévalu pendant longtemps, et sert encore dans le vul-
» gaire à désigner une partie des affections cutanées; mais
» nous avons pensé qu'elle devait être rejetée du langage
» médical, avec son amplification dermatose dartreuse,
» comme une dénomination vide de sens, qui s'applique à
» tout, et par conséquent ne signifie rien (1). »

Aujourd'hui on lui a restitué dans la nosologie cutanée la place qu'elle y avait occupée si longtemps, mais avec une signification différente et plus restreinte. Ainsi, d'après M. Hardy, « au mot dartre se rattache l'idée d'un vice ra-
» dical, constitutionnel, d'une altération générale de l'éco-
» nomie, d'une modification toute particulière de l'orga-
» nisme, qui se traduisent par des éruptions sur la peau et
» sur les membranes muqueuses » (2). M. Bazin définit la dartre « une maladie constitutionnelle, à longues périodes,
» à marche lente, continue ou intermittente, non conta-
» gieuse, constituée par des affections spéciales qui ont
» pour siége les membranes tégumentaires, les nerfs, les
» viscères, et caractérisée par la fréquence des récidives et
» la persistance des manifestations cutanées » (3).

Employé de cette façon, c'est-à-dire pour désigner une maladie constitutionnelle à manifestations multiples et variées, le mot dartre a un synonyme usité de préférence et sur lequel on discute beaucoup depuis quelque temps : je veux parler du vocable moderne HERPÉTISME, dérivé du mot latin *herpès*, sous lequel Galien a groupé les diverses altérations de la peau.

Nous savons que cette expression a pris son origine dans la thérapeutique thermale ; nous la devons à Fontan. Malheureusement elle n'a pas un sens mieux déterminé, plus

(1) *Abrégé pratique des maladies de la peau*, 4e édit., p. 1.
(2) *Op. cit.*, p. 14.
(3) *Op. cit.*, p. 42.

précis que les mots *dartre*, *diathèse dartreuse*, *diathèse herpétique*.

Pour Fontan (1853), il existe un virus dartreux ou herpétique, véritable protée semblable au virus syphilitique, pouvant attaquer tous les points de l'organisme. Cette doctrine, renouvelée des médecins du siècle dernier, notamment de Poupart (1782), n'est pas plus admissible que l'idée de rapporter les affections cutanées chroniques à la pituite avec Hippocrate, ou à la bile avec Galien. Les virus ont pour caractéristique la contagiosité, l'inoculabilité. Or les dartres ne sont ni contagieuses ni inoculables.

Dumas, de Montpellier (1810), admettait l'existence d'un principe dartreux au nombre des éléments spécifiques des maladies chroniques, et le distinguait des principes goutteux, rhumatismal, scrofuleux, vénérien.

Anglada avait fait remarquer aussi avant Fontan (1833), que la cause herpétique peut prédominer dans l'économie sans aucune manifestation à la surface cutanée, et donner lieu à des phénomènes morbides très-variés, mais dont la vraie nature et le traitement doivent être rigoureusement subordonnés à cette même cause.

N. Gueneau de Mussy (1857) reconnaît que la majorité des affections cutanées apparaissent le plus souvent comme l'expression primitive, comme la manifestation idiopathique d'un principe ou d'une disposition qui préexistait dans l'organisme, aussi inexplicable que d'autres conditions pathologiques dont nous sommes conduits à admettre l'existence, sans que nous puissions ni les saisir avec nos sens, ni leur assigner un siége dans l'économie. Il appelle l'attention des médecins sur les dartres internes, ou si l'on veut sur les herpétides muqueuses, qui tantôt sont la continuation, l'extension des lésions du tégument externe, tantôt précèdent ces affections ou alternent avec elles.

Baumès (1853), Gintrac père (1859) et Monneret (1866) admettent aussi l'existence d'une diathèse spéciale, principe générateur des affections dartreuses et de beaucoup d'autres déterminations morbides.

Les willanistes eux-mêmes ne peuvent s'empêcher de reconnaître que les dartres sont provoquées et entretenues par un principe particulier. Ainsi, Rayer rattache ces éruptions à un *état particulier* de la constitution ; Cazenave et Schedel parlent de l'influence d'une *disposition particulière* de l'économie ; Gibert croit à l'existence d'un *vice interne*, d'une *diathèse particulière ;* et Devergie est obligé de convenir que certaines maladies de la peau sont dues à une *influence occulte*, à un *principe morbide* dont la nature nous échappe.

Je vous ai rappelé ce que M. Bazin (1860) et M. Hardy (1862) entendent par herpétisme, synonyme, pour eux, des mots *dartre*, *vice dartreux*.

D'après M. Chauffard, l'herpétisme est « la plus mobile » et la plus variable, la plus incertaine et la moins achevée » des diathèses ».

Enfin les idées de M. Pidoux sur cette haute question de philosophie médicale — idées qui ont soulevé ici les plus brillantes discussions — ont eu trop de retentissement, pour que je ne leur accorde pas toute l'attention qu'exigent la notoriété scientifique de leur auteur et l'importance du sujet.

En 1861, M. Pidoux reconnaît l'existence d'un vice dartreux qui « ne se manifeste pas seulement par les phlegma- » sies chroniques de la peau que tout le monde connaît. Il » a aussi ses douleurs..... Les viscéralgies les plus rebelles » et les plus déchirantes sont produites par ce vice patho- » logique » (1).

(1) *Annales de la Société d'hydrologie médicale de Paris*, t. VII, p. 178.

Mais en 1864, l'éminent inspecteur des Eaux-Bonnes modifie considérablement ses opinions. Pour lui, les dartres proprement dites, les herpétides de M. Bazin, ne doivent plus être rattachées à une cause spéciale, à un principe distinct, à une diathèse *sui generis*, en un mot à ce vice pathologique dont il nous entretenait en 1861. Alors il imagina sa fameuse trinité nosologique dont il nous a signalé avec une conviction entraînante les perturbations, les transformations, les hybridations.

Quoique nous connaissions cette ingénieuse théorie, je crois devoir citer quelques passages de l'exposé de M. Pidoux :

« Je n'admets, dit-il, que trois maladies chroniques ca-
» pitales : la scrofule, l'arthritisme et la syphilis. Je les
» appelle aussi *initiales* ou *primitives*. Ces noms indiquent
» que toutes les autres maladies chroniques peuvent en
» sortir par substitution régressive ou dégénération, soit
» que cette dégénération ait lieu directement, soit qu'elle
» se fasse par abâtardissement ou métissage. A l'autre
» extrémité de l'échelle des maladies chroniques, je
» range les maladies finales, qu'on nomme *organiques*,
» parce qu'elles altèrent l'organisme dans sa base..... Entre
» les maladies chroniques capitales et les maladies chroni-
» ques ultimes, se place la série très-nombreuse et très-
» variée des maladies chroniques mixtes. C'est une série in-
» finiment multiple et nuancée comme tout ce qui fait les
» transitions. Elle peut conduire, par des dégradations plus
» ou moins régulières, des maladies chroniques capitales,
» aux maladies finales ou organiques..... Ce vaste champ,
» compris entre les maladies initiales et les maladies ulti-
» mes, appartient tout entier à l'herpétisme (1). »

Pour M. Pidoux, l'herpétisme n'est donc point un état

(1) *Op. cit.*, t. X, p. 74.

morbide primitif et capital, une force pathologique spéciale et certaine, mais la résultante bâtarde et secondaire de la scrofule, de l'arthritis, de la syphilis, résultante ne possédant pas ou ayant perdu la force d'être franche comme ses générateurs (1).

Après une déclaration aussi formelle, aussi catégorique, n'est-on pas en droit de s'étonner en entendant M. Pidoux dire que les herpétides « peuvent naître d'emblée ou sans » avoir été amenées par l'action altérante préalable d'une » maladie capitale » (2). Et d'ailleurs, notre savant confrère ne semble-t-il pas revenir à son opinion de 1861, c'est-à-dire n'accorde-t-il pas aux dartres un principe d'existence propre et distinct, lorsqu'il ajoute :

« L'herpétisme peut reconnaître d'autres causes ou d'au» tres conditions que la préexistence de l'arthritisme, des » strumes ou de la syphilis. Qui a jamais nié l'herpétisme » en lui-même ? Pour procéder par voie de régression ou » de dégénération d'une des maladies chroniques que j'ap» pelle capitales, ne faut-il pas qu'avant tout il existe élé» mentairement ? Ni l'arthritisme, ni la scrofule ne créent » l'herpétisme *ex nihilo,* mais ils le développent puissam» ment, spécialement, et lui impriment leur cachet (3). »

Pour moi, messieurs, ces fluctuations, ces contradictions manifestes prouvent que si M. Pidoux est un grand clinicien, un esprit fécond et ingénieux, beaucoup de faits, parmi ceux qu'il a observés et que nous avons pu observer nous-mêmes, loin de s'accommoder à son système, le heurtent et l'ébranlent sur sa base.

Quoi qu'il en soit, notre éminent confrère n'a pas moins

(1) *Introd. à une doctrine nouvelle de la phthisie pulmonaire,* dans *Union médicale*, 1865, p. 119.

(2) *Annales de la Société d'hydr. médic. de Paris*, t. X, p. 79.

(3) *Op. cit.*, p. 267.

le mérite insigne d'avoir ouvert et tracé en quelque sorte la voie des investigations pour la solution d'un des problèmes les plus intéressants de la médecine.

Déjà la Société impériale de médecine de Bordeaux a mis au concours (1866) la question de l'herpétisme posée dans les termes suivants : *De la corrélation et de l'antagonisme qui existent entre l'herpétisme et les maladies des autres organes ou systèmes d'organes* (1).

M. le docteur Caisso (de Montpellier) lauréat du concours, désigne sous le nom d'herpétisme dans son mémoire, que l'*Union médicale* de la Gironde a reproduit et que vous lirez avec beaucoup d'intérêt : « Une affection » constitutionnelle, chronique, se transmettant surtout par » voie héréditaire, pouvant rester plus ou moins longtemps » à l'état latent, se traduisant habituellement par des ma- » nifestations cutanées, qui se font remarquer elles-mêmes » par une grande persistance, des démangeaisons, une ten- » dance à s'étendre et à récidiver, etc., et susceptible de » provoquer, du côté des membranes muqueuses, du sys- » tème nerveux ou des viscères, des déterminations mor- » bides diverses qui coïncident ou alternent le plus souvent » avec les manifestations extérieures, et qui sont les unes » et les autres justiciables du même traitement. »

Voilà une définition assez longue pour être complète. Néanmoins elle a sa lacune comme les autres, lacune importante, capitale ; c'est-à-dire que M. Caisso ne nous édifie pas mieux que ses devanciers sur l'élément vraiment caractéristique de l'herpétisme, et que la plupart des traits dis-

(1) Ce concours a donné lieu à un rapport très-remarquable de M. le docteur Cuigneau, au nom d'une commission composée de MM. Montalier, Dégranges, G. Dupont, Marx, Péry, Reimonencq, Bermond et Cuigneau.

tinctifs qu'il assigne à cette maladie, elle les partage avec d'autres états constitutionnels différents. Je citerai surtout l'uricémie.

Dans cette dernière, les déterminations cutanées n'ont pas des caractères objectifs différents de ceux des dermatoses dartreuses. J'ai déjà abordé cette question de diagnostic ; j'y reviendrai bientôt. Quant aux manifestations internes, c'est-à-dire qui peuvent se produire sur divers points intérieurs de l'organisme, si on les considérait en elles-mêmes, isolément, indépendamment de tout autre symptôme, il serait impossible le plus ordinairement d'affirmer si elles sont de nature urique ou herpétique.

Je divise ces manifestations en *primordiales* et *ultimes*. Aux premières se rattachent certaines altérations fonctionnelles et organiques sans formation de produits hétéromorphes; les secondes comprennent les dégénérescences organiques qui peuvent se développer sous l'influence de l'herpétisme et de l'uricémie.

Les manifestations internes primordiales de ces deux états constitutionnels, qu'elles siégent sur les muqueuses, les viscères, le système nerveux ou le système circulatoire (engorgement des capillaires, hémorrhagies, dilatations variqueuses), n'ont pas, je le répète, une physionomie symptomatique radicalement distincte. Les seules différences qu'elles peuvent présenter tiennent à la nature du terrain où elles se sont développées, en d'autres termes au tempérament et à la constitution du sujet.

Les affections ultimes — caractérisées par la formation de produits hétéromorphes — sont identiques dans l'herpétisme et dans l'uricémie : il s'agit du cancer et du tubercule.

M. Hardy a vu le cancer survenir sous l'influence de la diathèse dartreuse :

« Nous croyons, dit le savant professeur, et ceci est le » résultat de l'observation, que le cancer est assez souvent » lié à la dartre, dépend de cette diathèse, n'en est qu'une » manifestation ultime, et que par suite les dartreux sont » éminemment sujets à cette affection..... Notre pratique » personnelle est riche en observations de ce genre (1). »

D'après M. Bazin, le cancer du foie, de l'estomac, de l'utérus ou des ovaires survient souvent dans la quatrième période de l'arthritis et de l'herpétisme (2).

J'ai constaté moi-même que le cancer est une métamorphose pathologique commune à l'herpétisme et à l'uricémie; j'en ai cité plusieurs cas dans un mémoire communiqué à la Société médico-chirurgicale des hôpitaux de Bordeaux.

La question n'est donc pas douteuse pour le cancer. Puis-je en dire autant pour le tubercule? je le crois.

Il n'y a pas de raison pour que l'invraisemblance, l'impossibilité existent plutôt d'un côté que de l'autre. L'herpétisme et l'uricémie pouvant amener la dégénérescence cancéreuse, pourquoi n'amèneraient-ils pas aussi bien la dégénérescence tuberculeuse? D'autre part, si la constatation de l'herpétisme ou de l'uricémie chez les ascendants, la coïncidence et l'alternance des manifestations cutanées ou d'autres déterminations morbides avec la tuberculose, l'influence réciproque de ces affections sur leur marche et leur intensité, sont autant de preuves en faveur de leur filiation, l'existence de la phthisie herpétique et de la phthisie urique est incontestable. Pourtant beaucoup de médecins, et des plus recommandables, parmi lesquels je citerai les auteurs d'un ouvrage justement estimé sur la tuberculose, MM. Hérard et Cornil, n'y croient pas ; et pour expliquer

(1) *Op. cit.*, p. 24.

(2) *Op. cit.*, p. 41 et 48.

les rapports si fréquemment observés entre les affections cutanées et la tuberculisation, ils admettent que les deux diathèses peuvent marcher concurremment. Alors le principe dartreux, en se déplaçant, ne ferait que se fixer sur les organes respiratoires, et y favoriser un travail morbide dont la cause préexistait dans l'organisme. Dans ce cas, il faut avouer que la diathèse tuberculeuse et la diathèse herpétique ont une singulière affinité, car elles sont souvent associées l'une à l'autre ; ce qui existe aussi pour l'uricémie et la tuberculose.

La même explication détruirait certainement les rapports de causalité que je viens de signaler entre le cancer, l'herpétisme et l'uricémie. Mais où n'arriverait-on pas avec ce système des influences combinées des diathèses ?

J'ai voulu démontrer, par les considérations qui précèdent, que l'herpétisme et l'uricémie ont de nombreux traits de ressemblance, et qu'il est possible de les confondre dans bien de cas, surtout lorsqu'il n'existe pas de manifestations articulaires.

Il faudrait donc pouvoir assigner à l'herpétisme un caractère propre, distinct, pathognomonique ; déterminer, en un mot, la nature, l'essence de cette maladie constitutionnelle, comme cela a lieu pour la syphilis, l'uricémie et même la scrofule. Jusqu'à présent nous n'avons que des hypothèses pour faire face à cette nécessité ; nous sommes obligés de nous payer de mots creux, banals, et qui n'ont d'autre avantage que de masquer notre ignorance : par exemple, les mots *principe dartreux*, *vice herpétique*, *disposition particulière* de l'économie, *influence occulte*, etc. « Quel besoin a-t-on, dit M. Cuigneau dans son beau rap- » port sur les mémoires envoyés à la Société de médecine » de Bordeaux, pour expliquer les *diamorphoses* herpéti- » ques, de recourir à un principe âcre, mauvais (ferment,

» poison, virus), se transportant sans choix et sans cause » d'un organe à un autre, et produisant aujourd'hui un » herpétisme cutané, comme demain il produira un herpé- » tisme gastrique, bronchique, nervosique? Sans aller » à la recherche de ce principe introuvable, nous nous bor- » nerons à ne voir dans ces manifestations polymorphes » qu'une propriété de la matière organisée; — la plus géné- » rale, la plus essentielle, — s'exerçant *anormalement* » partout, mais exprimant et affirmant son *anormalité* là » où une disposition organique quelconque — faiblesse » naturelle ou acquise, maladie antérieure, occasions mor- » bifiques, etc. — facilite son apparition (1). »

Pourquoi aussi ne verrait-on pas dans les déterminations multiples et variées de l'herpétisme les résultats de perturbations plus ou moins profondes s'opérant dans les actes de la nutrition et de la chimie vivante, par suite soit d'une disposition héréditaire, soit du concours de circonstances hygiéniques déterminées, et amenant ainsi la viciation du sang, comme on le constate dans l'uricémie ?

Mais ce ne sont encore là que des hypothèses, et jusqu'à ce que le problème soit définitivement résolu, j'essayerai à mon tour de définir l'herpétisme :

Maladie constitutionnelle, chronique, héréditaire ou acquise, non contagieuse, continue ou intermittente, dont l'élément essentiel est inconnu jusqu'à présent, à manifestations primordiales et ultimes : les premières se produisant simultanément ou alternativement sur la peau, les muqueuses, les viscères, le système nerveux, le système circulatoire, les muscles et les articulations ; les autres consistant dans la formation de deux produits hétéromorphes, le tubercule et le cancer, ces deux produits n'existant jamais simultanément.

(1) *Union médicale de la Gironde*, mai 1867, p. 213.

Et pour montrer les rapports et les différences qui existent entre l'herpétisme et l'uricémie, j'assigne à cette dernière les caractères suivants :

Maladie constitutionnelle, chronique, héréditaire ou acquise, non contagieuse, continue ou intermittente, ayant pour élément essentiel une quantité anormale d'acide urique dans le sang, que cet acide provienne d'un défaut d'élimination ou d'une production exagérée, ou de ces deux causes réunies, à manifestations primordiales et ultimes : les premières s'effectuant simultanément ou alternativement sur les articulations, la peau, les muqueuses, les viscères, le système nerveux, les muscles, le système circulatoire ; les autres consistant dans la formation de deux produits hétéromorphes, le tubercule et le cancer, ces deux produits n'existant jamais en même temps.

Je ne terminerai pas cette courte discussion sur l'herpétisme et l'uricémie sans examiner si ces deux états constitutionnels ont chacun un terrain propre à leur développement, en d'autres termes, s'il y a des conditions d'organisation, de tempérament, de constitution, qui leur soient spéciales. Question importante au point de vue du traitement, surtout de la thérapeutique thermale.

Selon M. Bazin, la maigreur serait un état presque constant dans l'herpétisme. Sous ce rapport, le dartreux ne ressemblerait nullement au sujet arthritique, qui, au contraire, se ferait remarquer par un embonpoint plus ou moins considérable, par le développement du système musculaire. Le dartreux présenterait ordinairement un caractère irascible et porté à la mélancolie (1).

L'observation contredit ces assertions. Ainsi, j'ai vu l'uricémie exister chez des sujets maigres et nerveux, et l'her-

(1) *Op. cit.*, p. 30 et 43.

pétisme chez des individus sanguins, aux muscles développés. Le lymphatisme même n'exclut pas l'uricémie.

Garrod fait remarquer qu'en général la goutte aiguë sthénique se montre de préférence chez les individus doués d'un tempérament sanguin ou prédisposés à l'embonpoint, tandis que les formes asthéniques et irrégulières se rencontrent plutôt chez les sujets maigres et présentant les attributs du tempérament nerveux (1). Or, les formes irrégulières de la goutte sont précisément les manifestations de l'uricémie du côté de la peau, des membranes muqueuses, du système nerveux, du système circulatoire, des muscles et des viscères.

On ne saurait contester que le tempérament et la constitution influent sur les déterminations de l'uricémie et de l'herpétisme, ainsi que sur les caractères objectifs de leurs manifestations cutanées. C'est ce dont M. Bazin n'a peut-être pas tenu compte suffisamment dans l'étude sémiotique de ses arthritides et de ses herpétides.

IV

Affections cutanées de nature dartreuse ou herpétique. — Parallèle entre ces affections et celles de nature urique au point de vue du diagnostic.

Cette classe comprend, comme celle des affections cutanées de nature urique, toutes les dermatoses décrites dans les traités spéciaux ; mais les classifications des auteurs varient. Je ne puis les discuter ici, et je me bornerai à dire que j'adopte celle de M. Bazin.

Je range donc les dermatoses dartreuses et uriques dans trois sections différentes : pseudo-exanthématiques, sèches,

(1) *Op. cit.*, p. 285.

humides. Les dermatoses pseudo-exanthématiques se subdivisent elles-mêmes en érythémateuses, vésiculeuses, bulleuses ; les sèches en érythémateuses, squameuses, boutonneuses ; et les humides en vésico-squameuses, bullo-lamelleuses et puro-crustacées.

Toutefois, je diffère sur un point avec le savant médecin de Saint-Louis. Pour M. Bazin, en effet, l'érythème noueux, l'intertrigo, la couperose, l'érythème papulo-tuberculeux, les diverses espèces d'acné, l'hydroa et la mentagre sont des arthritides et non des herpétides, tandis que la roséole, l'eczéma rubrum généralisé, l'épynictide et l'impétigo appartiennent à l'herpétisme et non à l'arthritis. Or, dans un cas d'eczéma rubrum généralisé, j'ai constaté, par le procédé du fil, que le sang était surchargé d'urates ; d'un autre côté, j'ai observé le contraire dans un cas d'érythème noueux et dans plusieurs cas de couperose et d'acné. Les faits se trouvent donc en opposition avec la distinction établie par M. Bazin.

Il y a plusieurs autres points sur lesquels je me trouve aussi en désaccord avec cet éminent confrère : il s'agit des caractères différentiels qu'il attribue à ses arthritides et à ses herpétides. Ainsi, pour n'en citer que quelques-uns, l'arthritide envahirait des régions très-limitées ; jamais elle ne se généraliserait comme les herpétides ; sa forme serait ordinairement arrondie, nummulaire, bien délimitée ;..... dans l'herpétide on trouverait le prurit franc à tous les degrés ; dans l'arthritide ce sentiment serait rare et remplacé par des picotements, des cuissons, des élancements dans les parties affectées, etc., etc. Or, en opposant, comme l'a déjà fait le professeur Hardy (1), M. Bazin clinicien à M. Bazin théoricien, c'est-à-dire en comparant ses observa-

(1) *Op. cit.*, p. 36 et suiv.

tions cliniques avec la partie doctrinale de ses écrits, on trouve de nombreuses contradictions, on voit que l'écrivain est souveut démenti par l'observateur consciencieux. C'est que, en effet, les manifestations cutanées de l'uricémie n'ont pas, je l'ai déjà dit, une physionomie symptomatique différente de celle des dermatoses dartreuses. Il n'est pas rare de voir les premières envahir de larges surfaces, tandis que les secondes sont souvent très-limitées, à peine apparentes, fugaces, et elles passeraient certainement inaperçues si l'attention de l'observateur n'était éveillée sur leur existence. Dans ce cas, elles coïncident toujours avec d'autres manifestations, soit du côté des muqueuses, soit du côté du système nerveux, des viscères, etc.

Le psoriasis, l'eczéma dartreux, etc., présentent la forme nummulaire à peu près aussi souvent que ceux de nature urique. Pour ce qui est des modifications de la sensibilité cutanée, elles n'ont pas plus de valeur que les autres symptômes au point de vue du diagnostic différentiel. Les démangeaisons existent aussi bien dans les dermatoses uriques que dans les dermatoses herpétiques. Comme preuve, je pourrais citer des observations de M. Bazin lui-même (1).

Il y a un phénomène qui me paraît devoir être ajouté aux nombreuses déterminations cutanées de l'herpétisme et de l'uricémie, et qui ne figure dans aucune classification : c'est l'activité exagérée des glandes sudoripares, ou *diaphorèse*. Tantôt elle est générale, tantôt elle se limite à certaines régions, comme les mains, les pieds, les aisselles. Dans tous les cas, elle a une valeur séméiotique qu'il ne faut pas négliger. Parmi les faits nombreux que j'ai recueillis, je vous citerai le suivant comme exemple.

(1) *Op. cit.*, pp. 350, 356 et suiv.

M. L..... (de Bordeaux) est âgé de trente-cinq ans. Père rhumatisant ou goutteux (le malade ne peut préciser); tempérament bilioso-sanguin, constitution sèche ; exposé pendant presque toute sa vie à des rhumes de cerveau et de poitrine qui, depuis très-longtemps, se compliquaient d'accès d'asthme. Vers l'âge de trente-deux ans, la diathèse catarrhale diminua d'intensité, mais M. L..... fut pris d'une douleur à la partie antérieure du tibia gauche, laquelle alternait avec des accès de gastralgie. Cette dernière affection, qu'aucun traitement n'avait pu calmer, se passa toute seule après un fort accès, et fut suivie d'une transpiration tellement abondante que le malade s'affaiblit beaucoup en quelques mois. A cela se joignaient de l'anorexie, un refroidissement permanent des pieds et des pertes séminales. Jusqu'alors pas d'éruption ni de démangeaisons à la peau. Une saison à Cauterets en 1864 fit passer la diaphorèse, l'anorexie, l'asthme, la diathèse catarrhale, et diminua beaucoup la spermatorrhée. Mais bientôt une éruption eczémateuse accompagnée de vives démangeaisons se déclara dans l'aine. Un médecin la fit disparaître au moyen d'une pommade. Quelque temps après, l'éruption reparut au front, gagna les cheveux, puis la joue droite et le menton. Elle s'accompagnait toujours de démangeaisons vives.

Lorsque M. L..... revint à Cauterets, au mois de juillet 1867, sa santé générale était bonne, mais il avait à la région cervicale un pityriasis rubra qui s'étendait jusque sur l'épaule gauche.

Vous voyez que, dans ce cas, la diaphorèse a été un des symptômes dominants de la maladie avant l'apparition des manifestations cutanées.

V

Un mot sur les scrofulides.

L'histoire des syphilides et les caractères qui les distinguent sont trop connus pour que je doive m'en occuper ici ; je pourrais en dire autant des scrofulides. Cependant les dermatologistes ne sont pas d'accord sur la classification des différentes variétés de la scrofule cutanée.

M. Bazin, qui admet l'existence de scrofulides bénignes et de scrofulides malignes, multiplie les espèces. M. Hardy regarde, au contraire, les scrofulides malignes comme les seules affections dépendant toujours de la scrofule, et n'admet que cinq variétés.

M. Cazenave, désignant avec d'autres médecins, sous le nom générique de *lupus*, toutes les variétés de scrofulides graves, a établi quatre espèces de lupus.

Je ne suis pas à même, quant à présent, d'apporter une opinion personnelle dans cette question. Toutefois, jusqu'à ce que la physiologie pathologique des scrofulides soit bien établie, il me paraît rationnel de considérer comme étant de nature strumeuse les dermatoses qui se développent chez les scrofuleux, soit que l'on envisage avec M. Hardy la scrofule comme un terrain propice au développement de ces affections, soit qu'on les rattache directement à cette maladie.

VI

Classification des affections cutanées constitutionnelles.

C'est le corollaire des propositions développées précédemment.

En réfléchissant aux nombreuses déterminations morbides de l'herpétisme, de l'uricémie, de la scrofule et de la syphilis, je me suis demandé souvent pourquoi la terminaison en *ide* était exclusivement affectée aux manifestations cutanées de ces quatre maladies. En effet, est-ce que l'adénite, l'ostéite, l'ophthalmie scrofuleuse, etc., ne dépendent pas de la scrofule comme le lupus ? Est-ce que le catarrhe, la dyspepsie, les névroses de nature herpétique, etc., ne sont pas des herpétides au même titre qu'un eczéma ou un psoriasis dartreux ?

Je crois donc que les mots syphilides, scrofulides, herpétides, doivent être des noms génériques servant à désigner les différentes affections produites par la syphilis, la scrofule, l'herpétisme, et qu'il convient de donner aux manifestations cutanées de ces maladies une dénomination qui rappelle leur localisation sur la peau. C'est pourquoi je classe ainsi les affections cutanées constitutionnelles :

Dermatoses de nature dartreuse ou herpétique ;
Dermatoses de nature urique ;
Dermatoses de nature scrofuleuse ;
Dermatoses de nature syphilitique.

VII

Traitement des affections cutanées constitutionnelles par les eaux sulfureuses.

Après ces considérations préliminaires, auxquelles j'aurais pu donner bien d'autres développements, j'arrive à l'objet principal de la discussion, le traitement des affections cutanées constitutionnelles par les eaux minérales.

Messieurs, on pourrait peut-être dire qu'il existe une statique pathologique qui a ses lois à l'instar de la statique géométrique. Serait-il déraisonnable, en effet, de considérer telle ou telle maladie constitutionnelle chronique, l'herpétisme ou l'uricémie par exemple, comme une force pouvant se subdiviser et dont l'intensité diminue en raison directe du nombre de ses divisions ? Que cette force soit un agent indéterminé et qui ne révèle son existence que par ses effets, tel que le virus syphilitique, ou un principe saisissable, tel que l'acide urique, ou bien encore une propriété anormale de la matière organisée, etc., il est certain qu'elle décroît en intensité à mesure qu'elle se dédouble, se détriple, se déquadruple, passez-moi ces expressions. La lumière et le calorique diffus n'ont pas la même puissance que lorsqu'ils sont concentrés. Tous les jours nous avons sous les yeux des faits qui nous prouvent qu'il en est ainsi en pathologie.

Lorsque l'herpétisme dissémine son action sur plusieurs systèmes à la fois, la peau, les muqueuses, l'estomac, les nerfs, les souffrances sont généralisées, mais beaucoup moins vives que si la maladie se concentrait sur un point unique. Vous avez dû remarquer, chez le malade dont je vous ai cité l'observation précédemment (page 34), la succession, l'enchaînement des manifestations morbides, et comment ces manifestations diminuaient d'intensité en se multipliant. N'avez-vous pas remarqué aussi que, les localisations internes disparaissant, la maladie révéla sa nature, s'affirma en établissant en quelque sorte son empire sur la peau?

L'inverse a lieu également : que de fois on a vu succéder à une dermatose des souffrances internes d'autant moins graves qu'elles étaient plus multipliées.

C'est donc avec un grand sens que M. Bazin appelle les maladies de la peau des *portions de maladie ;* et je suis étonné qu'un observateur aussi habile que M. Durand-Fardel nie l'existence de l'herpétisme non dermatosique, et regarde comme insignifiants, ou de cause incertaine, des phénomènes qui ont cependant une valeur incontestable pour le diagnostic, par exemple du furfur au cuir chevelu, de la calvitie, du prurit vulvaire (1). Oui, il y a un herpétisme sans dartres, du moins à un moment donné, comme il y a une variole sans éruption (*variolæ sine variolis*, ou mieux, avec Sydenham, *morbus variolicus sine pustulis*). J'admets, comme M. Pidoux, qu'un herpétique peut être « dix ans bronchitique, cinq ou six ans angineux, plus tard » ou plus tôt névralgique » (2), et que la dartre est « la » forme fixe, extérieure, la forme en quelque sorte la plus » désirable et la moins grave de l'herpétisme » (2).

Plusieurs conséquences me paraissent découler de ces prémisses.

Si un médecin venait affirmer ici qu'il guérit promptement les affections cutanées de nature herpétique ou urique, je lui répondrais : *tant pis pour les malades.* Ceci exige une explication.

Puisque l'affection cutanée n'est qu'une portion de la maladie, la forme la moins dommageable, que peut-on gagner à la faire disparaître vite, par une médication exclusivement ou presque exclusivement locale, au détriment d'organes importants ? Je vous ai signalé le cancer comme une manifestation ultime de l'herpétisme et de l'uricémie. Eh bien, presque toujours le développement de cette redoutable affection coïncide avec la disparition plus ou moins

(1) *Annales de la Société d'hydrologie médicale de Paris*, t. XII, p. 397.

(2) *Idem*, t. XII, p. 235.

3) *Idem*, p. 238.

rapide des localisations externes. Sur quatre cas de cancer dartreux rapportés par M. Hardy, il y en a trois dans lesquels la formation du produit hétéromorphe a suivi la disparition presque complète de l'affection cutanée (1). J'ai cité plusieurs observations semblables à la Société médico-chirurgicale des hôpitaux de Bordeaux ; permettez-moi de vous en rapporter une :

Un homme de quarante-deux ans, d'une constitution assez forte, atteint d'herpétisme héréditaire caractérisé par des éruptions eczémateuses sur différentes parties du corps, vint à Cauterets pour obtenir la guérison de cette maladie. Il résulta des renseignements qui me furent fournis par le malade, que son père avait été dartreux toute sa vie, que sa sœur était morte de phthisie pulmonaire, et que lui-même avait été valétudinaire jusqu'à l'âge de quatorze ans, époque à laquelle des dartres apparurent derrière les oreilles. A partir de ce moment, sa santé devint excellente ; mais les dartres tendirent à se généraliser : elles envahirent d'abord le scrotum, la partie supérieure des cuisses, puis les jambes. J'appris encore du malade que vers l'âge de trente ans, son affection cutanée ayant diminué beaucoup sous l'influence d'un traitement local qu'il ne put m'indiquer, il fut pris d'une constipation opiniâtre avec douleurs vives dans les entrailles et l'estomac ; la digestion était devenue très-difficile, et ce ne fut qu'au bout d'un an qu'il retrouva la santé, à la suite de nouvelles éruptions cutanées. Ce dernier renseignement me fixa sur les indications thérapeutiques. N'était-il pas évident, en effet, qu'il fallait bien se garder de guérir les dartres trop vite, et que, sous ce rapport, un traitement exclusivement externe pouvait être dangereux? Aussi je prescrivis l'usage interne et ex-

(1) *Op. cit.*, pp. 23, 24, 25, 26.

terne de nos sources les moins sulfureuses et les plus alcalines.

Au bout de quinze jours, les démangeaisons avaient diminué et l'aspect de l'éruption paraissait se modifier. Mais le malade trouvant que la guérison n'arrivait pas assez promptement, alla la chercher dans une autre station thermale que je ne nommerai pas. Là son eczéma disparut presque entièrement au bout d'un mois, par l'action de bains très-sulfureux et prolongés. C'était à ses yeux un résultat admirable, qu'il proclamait avec enthousiasme... et qu'il paya de sa vie. Il revint à Cauterets deux ans après, ne présentant presque plus de traces d'affection cutanée, mais dans un état de maigreur squelettique, et ne pouvant digérer qu'un peu de lait et de bouillon froid. Ce malheureux malade était atteint d'un cancer de l'estomac. Il espérait que la source de Mauhourat apporterait un soulagement à son mal. Après vingt-cinq jours de traitement il retourna dans sa famille, où il mourut au bout de deux mois.

Combien de fois la tuberculose n'a-t-elle pas pris naissance dans des conditions identiques ! Et si je parcourais le vaste cadre pathologique de l'herpétisme et de l'uricémie, que de phlegmasies chroniques, de névroses, de névralgies internes et externes, de catarrhes, de flux, provoqués par des médications dirigées uniquement contre les manifestations extérieures !

De là la nécessité, l'absolue nécessité d'un traitement interne, à effets multiples, complexes, continus, s'adressant sinon à l'élément essentiel, au principe spécifique de la maladie, s'il en existe un, du moins aux causes générales qui amènent ou favorisent son développement, ainsi qu'à ses principales localisations. J'ajoute, avec M. Cuigneau, « que si, malgré de sages et réguliers efforts, nous

» ne réussissons pas à rétablir la nutrition dans son inté-
» grité, nous devrons néanmoins chercher à conserver,
» parmi les diverses diamorphoses de la maladie, celle qui
» est la moins dommageable, celle qui, s'adressant aux ap-
» pareils ou aux organes les moins importants, sera la plus
» compatible avec l'exercice des grandes fonctions (1). »

Les eaux minérales, ou plutôt certaines eaux minérales peuvent seules répondre aux nombreuses indications du traitement de l'herpétisme et de l'uricémie, par conséquent de leurs déterminations cutanées. Quelles sont donc les sources les mieux appropriées? Forcé de me maintenir dans les limites de mon expérience personnelle, je ne vous parlerai que des eaux sulfureuses.

La vieille tradition dont ces eaux bénéficiaient dans le traitement des dermatoses a contre elle aujourd'hui les opinions qui dominent l'enseignement médical de Saint-Louis.

« Le soufre, a écrit M. Bazin, est nuisible ou inutile dans
» la dartre ; il est le plus ordinairement nuisible dans l'ar-
» thritis ; il n'est réellement efficace que dans les affec-
» tions scrofuleuses (2). »

Ces propositions s'appliquent, d'après le savant maître, aux eaux sulfureuses naturelles.

Vous avez entendu Allard, de regrettable mémoire, soutenir ici les opinions de M. Bazin, et plus récemment M. Tillot, aussi disciple déclaré de la même école, contredire l'omnipotence thérapeutique des eaux sulfureuses dans le traitement des dermatoses, placer les eaux de Saint-Christau à côté des eaux sulfureuses et chlorurées dans le traitement des syphilides et des scrofulides, et les mettre

(1) *Op. cit.*, p. 215.
(2) *Op. cit.*, p. 78.

dans la thérapeutique des arthritides sur un plan parallèle, sinon supérieur, à celui de certaines eaux alcalines.

Toutes ces assertions valent bien la peine d'être discutées une à une théoriquement et cliniquement.

D'abord, quelles preuves M. Bazin apporte-t-il à l'appui de ses propositions? Des expériences faites avec l'eau sulfureuse artificielle de M. Marcellin-Pouillet, à laquelle l'honorable médecin de Saint-Louis attribue une action plus énergique que celle de la plupart des eaux sulfureuses naturelles. Est-il rationnel, logique, je vous le demande, de conclure des effets du mélange pharmaceutique de M. Marcellin-Pouillet à l'action des eaux sulfureuses naturelles? Aussi, M. Bazin est un esprit trop éminent, un observateur trop consciencieux, pour ne pas apporter un correctif à ses conclusions. Il déclare, en effet, n'être pas complétement fixé sur ce point de thérapeutique (1).

Allard s'est appuyé sur des observations d'Astrié pour dire que les eaux sulfureuses sont contre-indiquées dans le traitement des dartres. Astrié pouvait avoir raison pour certaines eaux sulfureuses, comme nous le verrons bientôt, sans qu'on soit autorisé à conclure d'une façon aussi générale que l'a fait Allard.

Quant à M. Tillot, c'est parce que le maître l'a dit, *ipse dixit*, parce que Allard l'a dit, qu'il fait sans hésitation le procès des eaux sulfureuses.

Messieurs, il y a une opinion qui engendre la confusion et les erreurs les plus regrettables dans les applications thérapeutiques des eaux sulfureuses naturelles : c'est qu'on admet généralement que la seule, ou du moins la principale différence que ces eaux présentent entre elles dépend

(1) *Op. cit.*, p. 78.

de la quantité de leur principe sulfureux. D'où il suit que l'on place volontiers Luchon à côté d'Ax et de Baréges, Cauterets à côté de Bonnes, d'Amélie, etc., et que beaucoup de praticiens ordonnent indifféremment les unes ou les autres. Écoutez, par exemple, le professeur Hardy : « Les eaux minérales fort chargées de soufre, telles que » Baréges, Luchon, Enghien, etc., ne conviennent qu'à la » troisième période de l'eczéma; réservez-les pour le pity- » riasis et le psoriasis. »

Est-ce que l'association de la quinine, de la cinchonine, du tannin, des substances extractives, ne donne pas au quinquina des propriétés différentes de celles que possède chacune de ces substances considérée isolément ? Est-ce que l'huile de foie de morue doit ses propriétés thérapeutiques aux seuls atomes d'iode qu'elle renferme ? De même, est-ce que les eaux sulfureuses naturelles n'agissent que par le soufre (1) ? Je regrette que nos collègues qui ont pris part à cette discussion n'aient pas insisté sur ce point essentiel. A la vérité, l'honorable inspecteur des eaux de Saint-Sauveur, M. Charmasson de Puylaval, vous a dit que les eaux des Pyrénées contenaient, indépendamment du soufre, des chlorures et des alcalins. Mais j'aurais désiré plus d'insistance de sa part, plus de développements. Je vais tâcher de suppléer à cette lacune.

Assurément, les eaux sulfureuses des Pyrénées contiennent des alcalins ; mais quels alcalins, et dans quelles proportions ?

Vous n'ignorez pas que les carbonates de soude, de potasse, de magnésie et de chaux diffèrent profondément,

(1) Déjà mon excellent ami, le docteur Treuille, a dit que « la particularité synthétique des eaux n'a pas été assez sérieusement prise en considération » (*Les eaux minérales et thermales*, p. 21).

à beaucoup d'égards, relativement aux effets qu'ils produisent sur l'organisme vivant. Ces différences sont bien établies, surtout pour les carbonates de soude et de potasse, par les expériences de Claude Bernard, Grandeau et Gultmann. Mais il y a un autre sel alcalin sur lequel on n'a fait jusqu'à présent aucune recherche, et qui cependant mérite toute l'attention des praticiens : c'est le silicate de soude soluble.

Je ne puis vous fournir, pour le moment, des résultats complets sur les effets physiologiques de ce sel, et je me bornerai à dire que l'acide urique de l'urine se dissout promptement, entièrement et à froid dans une dissolution de silicate de soude, tandis que le même acide ne peut être dissous ni à froid, ni à chaud, par le bicarbonate sodique. Pendant l'usage du silicate de soude, le besoin d'uriner devient plus fréquent, l'urine plus abondante et plus claire. Je puis vous affirmer aussi avoir retiré de bons effets de l'emploi de ce sel contre certaines manifestations de l'uricémie du côté de l'estomac, du système nerveux et même des articulations.

La présence du silicate de soude dans certaines eaux minérales doit donc avoir une importance réelle. Or, parmi les eaux sulfureuses thermales des Pyrénées, il y en a plusieurs qui renferment une proportion relativement forte de ce sel, et d'autres qui n'en contiennent presque pas. Ainsi, M. Filhol à trouvé 0gr,1213 de silicate sodique par litre dans la source F du groupe des Œufs à Cauterets, tandis qu'à Luchon, la soûrce Bordeu n° 1, qui est la plus riche en silicate de soude, n'en contient que 0gr,0233, suivant le même chimiste. Voici, d'ailleurs, comment les principales eaux sulfureuses des Pyrénées doivent être classées d'après leur richesse en silicate de soude et en sels alcalisés : CAUTERETS, AX, MOLITG, OLETTE, AMÉLIE,

VERNET, EAUX-CHAUDES, BARÉGES, SAINT-SAUVEUR, LUCHON, EAUX-BONNES.

Si je comparais aussi ces différentes eaux entre elles sous le rapport de leur richesse en chlorure de sodium, et surtout de la stabilité de leur principe sulfureux au contact de l'air, je trouverais encore des différences notables.

On ne saurait donc admettre *à priori* que les eaux de Luchon, Baréges, Cauterets, Ax, etc., puissent être employées, à sulfuration égale, indifféremment dans tel ou tel cas. Même les eaux d'Ax et celles de Luchon, qui ont entre elles tant de points de ressemblance, en ce sens qu'elles se décomposent rapidement au contact de l'air en laissant déposer du soufre, ne doivent pas remplir les mêmes indications, puisque les unes sont très-silicatées et les autres fort peu.

Par l'association du sulfure de sodium avec les silicates alcalins et beaucoup d'autres principes, association mystérieuse, véritable composé organique inimitable dans nos laboratoires, les eaux ainsi constituées ont des effets généraux et spéciaux, les premiers s'exerçant sur les fonctions assimilatrices et désassimilatrices de l'économie, les autres sur certains systèmes, tels que la peau et les membranes muqueuses. C'est ainsi que, selon moi, doit s'expliquer l'action incontestablement efficace de beaucoup d'eaux minérales sulfurées contre les diverses manifestations de l'herpétisme et de l'uricémie. Je ne crois pas plus à l'action spécifique du soufre qu'à l'existence d'un virus herpétique.

Il nous reste à voir jusqu'à quel point l'expérience clinique confirme les idées théoriques que je viens de vous exposer.

M. Le Bret vous a prouvé, par des exemples aussi démonstratifs que possible, le peu de solidité des principes de M. Bazin comparés aux résultats de la pratique. Le savant clinicien de Saint-Louis a avancé que, dans la dartre humide, la médication sulfureuse produit une aggravation constante. Les résultats de Baréges infirment tout à fait ce dogme absolu. Il en est de même pour la prétendue exaspération produite dans l'arthritis par les eaux sulfureuses.

Dans une communication éminemment pratique, M. Billout, insistant, comme je l'ai fait précédemment, sur la nécessité d'une médication complexe, interne et externe, vous a dit avec raison que, dans certaines formes d'eczéma présentant tous les caractères que M. Bazin assigne à ses arthritides, il fallait préférer aux eaux purement alcalines des eaux en même temps sulfurées et alcalines sans prédominance de l'élément sulfureux.

M. Charmasson de Puylaval vous a signalé les bons effets des eaux de Saint-Sauveur dans plusieurs dermatoses que M. Bazin ne pourrait exclure de la famille de ses arthritides.

M. Lambron vous a entretenus longuement de l'heureuse influence des eaux de Luchon sur les herpétides, les arthritides et les scrofulides. J'apprécie autant que qui que ce soit le mérite du travail de cet honorable collègue ; mais je suis loin d'en accepter toutes les conclusions. M. Lambron croit peut-être un peu trop à la toute-puissance de ses eaux.

Enfin je vais vous faire connaître les résultats de ma pratique à Cauterets.

La variété des sources de cette station thermale, sous le rapport de la température et de la composition chimique, m'a permis d'étudier les effets de deux classes d'eaux sulfurées sodiques bien distinctes, celles qui sont très-alcalisées et celles qui le sont fort peu. Car si Cauterets possède les sources les plus riches en silicate sodique de toutes celles des Pyrénées, il a aussi des eaux qui ne renferment qu'une très-minime proportion de ce sel, par exemple *la Raillère*, dans laquelle M. Filhol a trouvé seulement $0^{gr},0031$ de silicate de soude par litre, et qui peut fournir, grâce à sa température native, des bains aussi sulfureux que ceux de *la Reine* à Luchon.

Les plus alcalisées se divisent elles-mêmes en sources à sulfuration moyenne et sources à faible sulfuration. (Les eaux de Baréges, qui ont tant de rapports avec celles de Cauterets, sont à haute sulfuration.)

Il y a une troisième catégorie dont je dois parler aussi : ce sont les sulfureuses dégénérées, qui rendent de grands services dans le traitement des affections de la peau, par leur sulfuration très-faible, leur alcalinité et leur richesse en glairine.

On peut observer beaucoup sur un pareil théâtre.

Je vous rappelle qu'il n'y a pour moi ni arthritides ni herpétides, dans l'acception ordinaire de ces mots, mais des affections cutanées uriques et dartreuses.

Étant admis que la nature de l'affection soit bien déterminée, il est indispensable de tenir compte aussi, pour le choix des sources, du tempérament et de la constitution du sujet, ainsi que des caractères de l'éruption et du degré de l'inflammation de la peau.

Ces conditions remplies, les eaux de Cauterets — je parle des sources à thermalité peu élevée et plus alcalines que sulfureuses — jouissent d'une efficacité certaine contre les dartres humides, sécrétantes.

Chez les sujets nerveux et pléthoriques, surtout s'il y a disposition aux congestions ou irritabilité très-grande du tissu cutané, j'ai recours aux sulfureuses dégénérées. Je les ai vues produire d'excellents effets dans cette forme subaiguë de l'eczéma dont M. Billout vous a entretenus, en vous signalant les bons résultats des eaux sulfurées calciques de Saint-Gervais contre cette affection.

C'est surtout lorsque l'herpétisme a multiplié ses manifestations, ou que les affections dartreuses sont à bascule, c'est-à-dire vont alternativement de la peau aux muqueuses et aux viscères, qu'il est nécessaire pour le médecin d'avoir à sa disposition des sources variées, et que le traitement des malades exige beaucoup de tact et d'attention. Si l'on exaspère l'affection cutanée, il y a là une action centrifuge qui dégage les organes internes. Mais prenons garde, un double écueil se présente : la surexcitation des symptômes locaux peut aller bien au delà des limites qu'on voulait lui assigner, et produire ainsi une aggravation qui persistera ; ou bien elle peut, en vertu d'une action substitutive énergique, faire disparaître trop rapidement les localisations extérieures et amener des métastases. Aussi je crois, avec M. Pidoux, que l'exaspération des dermatoses par les eaux sulfureuses n'est jamais dangereuse au fond, mais à la condition que le remède thermal soit administré par un médecin qui sait ce qu'il fait (1).

Je trouve dans mon recueil d'observations un fait qui me paraît être un exemple frappant de cette influence réciproque des manifestations dartreuses internes et externes, de ces actions centripètes et centrifuges provoquées par la médication thermo-sulfureuse.

Une jeune dame, lymphatique et douée d'un certain embonpoint, était atteinte d'herpétisme, dont les localisations avaient lieu à la peau (eczéma fendillé sous les aisselles), au cuir chevelu (pityriasis), à la gorge et au nez (pharyn-

(1) *Rapport général sur le service médical des eaux minérales de France, pour 1863*, p. 32.

gite granulée, coryzas fréquents), à l'estomac (dyspepsie), à la matrice (engorgement avec catarrhe utérin). Une première saison à Cauterets en 1866, pendant laquelle la malade fit usage *intus* et *extra* d'eaux très-alcalines et à sulfuration moyenne, fit disparaître l'engorgement et le catarrhe utérin, la dyspepsie, la disposition aux rhumes de cerveau. Mais l'eczéma persista, ainsi que le pytiriasis du cuir chevelu ; de plus il survint une blépharite ciliaire très-rebelle. Lorsque cette dame revint à Cauterets en 1867, sa santé générale était excellente ; il ne restait plus que les manifestations herpétiques extérieures, qu'elle voulait faire disparaître à tout prix.

Je lui conseillai pour boisson l'eau très-silicatée et peu sulfureuse de *Mauhourat*, pour bains l'eau également alcaline et à faible sulfuration de *Pauze-Vieux*, afin de combattre la sensibilité cutanée et les vives démangeaisons occasionnées par l'eczéma des aisselles. Ce résultat fut en effet obtenu au bout de huit jours. L'aspect des dartres était avantageusement modifié ; mais la malade accusait de la dyspepsie, des douleurs très-vives du côté de la matrice, du ballonnement du ventre et un écoulement blanc aussi abondant que l'année précédente. La blépharite s'était également amendée sous l'influence de quelques douches d'eau minérale pulvérisée très-courtes. Je conseillai à madame X..... de continuer le même traitement, vu l'amélioration si rapidement obtenue du côté de l'eczéma. Cela ne fut possible que pendant quelques jours ; les souffrances utérines et gastriques devinrent si fortes que je dus modifier mes prescriptions. L'eau de *Mauhourat* fut remplacée par celle de *César* pour la boisson, et *Pauze-Vieux* par les *Espagnols* pour les bains. Sous l'influence de ces eaux aussi très-alcalines et plus sulfureuses que les précédentes, l'engorgement utérin et la dyspepsie disparurent peu à peu mais l'eczéma s'était ravivé. Je maintins cette exaspération toujours à peu près au même degré en remplaçant, de temps à autre, les bains des *Espagnols* par des bains d'eau sulfureuse dégénérée. Ce traitement eut les meilleurs effets. L'eczéma a diminué beaucoup sans qu'il survienne de nouvelles métastases. Toutefois il n'est pas encore entièrement guéri, ce dont je me félicite dans l'intérêt de la malade.

En général, les eaux plus alcalines que sulfureuses doivent être employées contre les dartres humides de préférence à celles dans lesquelles le soufre domine, pour les raisons suivantes :

1° Elles surexcitent beaucoup moins les symptômes locaux, et il ne faut pas oublier que les dartres sécrétantes, surtout l'eczéma humide, celui que l'on rencontre le plus souvent chez les personnes lymphatiques, peut très-facilement reprendre l'état aigu, comme M. Billout vous l'a fait observer déjà. Au reste, la recrudescence, l'exaspération des lésions cutanées n'est pas toujours indispensable à la guérison ;

2° Elles agissent mieux sur les organes digestifs et la nutrition ;

3° Elles modifient plus puissamment la sécrétion urinaire, surtout quand elles sont riches en silicate de soude, par conséquent elles sont plus dépuratives ;

4° Le principe alcalin modère l'action spéciale, élective du soufre sur certains organes, notamment sur les membranes muqueuses ;

5° Elles amènent des perturbations moins rapides, moins grandes parmi les diverses manifestations de la diathèse, et des métastases moins fréquentes, ainsi que Bordeu l'avait remarqué pour les eaux de Baréges ;

6° Enfin elles transforment plus profondément les

dispositions de l'organisme, héréditaires ou acquises.

Même, dans les cas de lymphatisme très-prononcé, alors qu'il est nécessaire d'imprimer à toute l'économie et aux symptômes locaux une excitation assez forte, il faut encore préférer les eaux très-alcalisées et à haute sulfuration, telles que Baréges et Ax, aux eaux peu alcalisées et également très-sulfureuses, comme celles de Luchon.

Voici une observation qui fera ressortir la différence d'action des deux espèces d'eaux sulfurées sodiques dont je viens de parler :

M. C......., âgé de soixante-sept ans, d'une constitution forte, est atteint depuis très-longtemps d'un eczéma généralisé, héréditaire.

Il y a dix ans, l'usage interne et externe de l'eau de *La Raillère* de Cauterets, prescrit par un médecin, ramena l'affection cutanée à l'état aigu, et même détermina de nouvelles poussées, au point que le malade fut obligé de garder le lit pendant plusieurs mois. Après cette première et malheureuse tentative, M. C..... alla huit années de suite à Luchon, et il y eut toujours une exaspération des symptômes locaux, malgré l'emploi des sources les plus douces. Ces exacerbations successives, loin d'améliorer l'eczéma, le généralisèrent. Quoique découragé et résolu à vivre avec ses souffrances, le malade revint à Cauterets, au mois de juillet 1867, pour tenter une nouvelle cure. Je doute qu'on ait jamais vu un eczéma plus général et plus intense : les membres inférieurs étaient envahis depuis les ongles jusqu'aux aines ; à la partie inférieure des jambes, formation incessante de vésicules donnant issue à un liquide séreux ; dans le reste des membres inférieurs, surtout aux cuisses, la peau était rouge, luisante, épaissie, recouverte de larges écailles qui tombaient et se renouvelaient sans cesse ; les démangeaisons étaient insupportables, à peine si le malade pouvait dormir quelques heures pendant la nuit; sur le ventre et la poitrine plaques eczémateuses de distance en distance; eczéma fendillé aux mains; à la face et à la tête desquamation furfuracée continuelle et abondante. De plus, rhumes de cerveau et de poitrine très-fréquents, signes sthétoscopiques d'un emphysème pulmonaire. Fonctions digestives bonnes.

Les eaux sulfureuses peu alcalisées, comme *La Raillère* et celles de Luchon, ne pouvaient que surexciter une semblable affection sans profit pour le malade. C'est pourquoi je prescrivis l'eau de *Mauhourat* en boisson et des bains très-courts à *Pauze-Vieux*. Le traitement dura vingt-cinq jours. Les résultats dépassèrent mes espérances, surtout celles du malade. Les démangeaisons s'apaisèrent, l'eczéma disparut à peu près complétement aux mains et à la poitrine; il n'y avait presque plus de suintement aux jambes, et la peau était revenue à l'état normal dans plusieurs endroits, surtout à la cuisse droite.

J'ai revu M. C..... au mois d'octobre, et j'ai pu m'assurer que cette amélioration remarquable s'était maintenue. Il y a tout lieu de croire qu'une ou deux autres saisons compléteront la guérison.

Les dartres sèches et surtout squameuses sont beaucoup plus rebelles à l'action des eaux de Cauterets que les dartres humides. Néanmoins j'ai vu ces eaux triompher du prurigo, du pytiriasis rubra, du pytiriasis capitis, du lichen, même du lichen agrius. Quant au psoriasis, je crois qu'il vaut mieux lui opposer les eaux peu alcalisées et à haute sulfuration, comme celles de Luchon, que les eaux sulfureuses très-silicatées, à moins cependant qu'un asthme, une bronchite chronique, des menaces d'accidents cérébraux ne compliquent la manifestation cutanée.

Les eaux de Cauterets m'ont paru être au moins aussi

efficaces contre les dermatoses liées à l'uricémie que contre les dartres humides, même dans les cas où l'affection cutanée se compliquait de manifestations articulaires, sans inflammation bien entendu.

Les résultats cliniques trouvent leur explication dans la composition chimique de nos sources.

Au point de vue pathogénétique, la surcharge du sang par l'acide urique est en même temps effet et cause, puisqu'elle résulte ou d'une perturbation dans les fonctions nutritives amenant la production exagérée de l'acide urique, ou d'une insuffisance rénale, qui a pour résultat le défaut d'élimination de cet acide, ou de ces deux causes réunies, et que, d'un autre côté, l'acide urique en excès dans le sang peut produire des lésions du tissu cutané. Or les eaux de Cauterets agissent énergiquement sur la nutrition et l'urination, le silicate de soude dissout l'acide urique, et plusieurs tissus, tels que la peau et les membranes muqueuses, sont influencés d'une manière spéciale par le principe sulfureux.

On ne saurait donc mettre sur le même plan, dans la thérapeutique des dermatoses de nature urique, les eaux de Cauterets, d'Ax, de Molitg, d'Amélie, de Baréges et celles de Luchon. Aussi je ne puis m'expliquer que M. Lambron préconise ces dernières, *à cause de leur alcalinité*, contre cette classe de dermatoses qu'il appelle arthritides avec M. Bazin. Savez-vous, en effet, ce que les sources *Ferras* et *Richard*, auxquelles l'honorable inspecteur attribue une sorte de spécificité dans les affections cutanées de nature arthritique (1), renferment de silicate et de carbonate de soude?... Des *traces*, d'après M. Filhol et M. Lambron lui-même (2).

(1) *Les Pyrénées, etc.*, t. I, p. 559.
(2) *Idem*, p. 430.

Lorsque l'uricémie est associée à un lymphatisme très-prononcé ou à la scrofule, les eaux d'Ax et de Baréges me paraissent encore devoir être préférées à celles de Luchon.

Je possède un certain nombre d'observations qui prouvent les bons effets des eaux silicatées-sulfureuses contre les manifestations cutanées et internes de l'uricémie ; je vous citerai, entre autres, la suivante :

Fille de quarante-quatre ans, d'un tempérament lymphatico-sanguin et d'une constitution assez forte.

Antécédents. Père atteint de la gravelle, mère rhumatisante, deux sœurs mortes phthisiques, un fils d'une de ces dernières mort de la même maladie.

Rien de notable dans l'enfance de mademoiselle X.....; mais, de onze à treize ans, chlorose avec accès de migraine très-fréquents et très-forts. La menstruation s'est établie après la treizième année. De dix-sept à vingt-huit ans, hémoptysies fréquentes et extrêmement abondantes, toujours précédées de douleurs vives à la région dorsale. Aux hémoptysies succédèrent de nouvelles migraines et une affection intestinale qui dura longtemps. Cette affection produisait des coliques intenses, des selles diarrhéiques souvent répétées et dans lesquelles la malade rendait des débris de la muqueuse intestinale. L'entérite passée, il survint des coliques néphrétiques et des douleurs goutteuses aux orteils, contre lesquelles les eaux de Vichy, furent employées avec succès. Pendant le séjour de la malade à Vichy, M. le docteur Nicolas constata une tumeur de l'ovaire droit, laquelle existe toujours.

Quelque temps après l'usage des eaux de Vichy, anthrax énorme à la partie postérieure du cou, puis eczéma à la poitrine et aux oreilles. Depuis l'apparition de l'éruption cutanée, il y a eu encore quelques accès de coliques néphrétiques; mais ils étaient beaucoup moins forts qu'avant l'usage des eaux de Vichy. La malade a remarqué que des émotions morales tristes provoquaient ces accès. Depuis trois ou quatre ans, crampes fortes et infiltration œdémateuse des jambes.

État actuel. Aspect de santé, facies plein, coloré, eczéma aux oreilles, pityriasis versicolor à la face, pityriasis capitis, gonflement œdémateux des jambes, toux assez rare, rien à l'auscultation, tube digestif en bon état, névralgie faciale droite s'étendant jusqu'à la base de la langue, granulations au pharynx, disposition aux rhumes de cerveau, impressionnabilité nerveuse excessive.

Traitement. Eau de *Mauhourat* en boisson, bains à *Pauze-Vieux*, quelques douches pulvérisées sur la face et derrière les oreilles.

Résultats du traitement. Après trente jours, disparition de l'eczéma et de la névralgie, diminution considérable du pytiriasis versicolor et de l'infiltration œdémateuse des jambes, il ne reste plus qu'un peu de gonflement au niveau des oreilles. État général excellent.

J'ai appris tout récemment que ces bons effets se sont maintenus. La malade doit faire une seconde saison en 1868.

Les eaux sulfureuses ne guérissent pas plus les affections cutanées syphilitiques que la syphilis. Le plus souvent même elles aggravent ces dermatoses. Est-il besoin de vous rappeler que la médication thermo-sulfureuse n'agit contre la syphilis que comme reconstituante, auxiliaire du traitement spécifique, et comme pierre de touche pour caractériser une syphilis larvée et déceler une vérole latente ?

Pour ce qui est de la scrofule cutanée, mon expérience ne me permet pas de me prononcer sur les bénéfices qu'elle peut retirer de l'emploi des eaux silicatées-sulfureuses. Mais j'ai obtenu de bons résultats de l'usage de l'eau de *La Raillère* dans plusieurs cas de scrofule dont les localisations s'étaient opérées simultanément du côté de la peau et des muqueuses. C'est pourquoi je suis porté à croire qu'il convient mieux d'opposer aux dermatoses scrofuleuses les eaux peu alcalines et à haute sulfuration, par exemple celles de Luchon, que les eaux silicatées-sulfureuses.

Les dermatoses scrofuleuses malignes trouvent aussi une médication puissante dans les eaux chlorurées-sulfureuses, dont Uriage nous offre le type.

Parmi les sulfurées calciques, Saint-Gervais peut rendre de grands services dans le traitement des dartres humides qui ont une tendance à revenir à l'état aigu.

Les eaux sulfhydriquées froides, comme Enghien, Pierrefonds, ont des effets locaux plus ou moins énergiques; mais, d'après leur composition, qui est si différente de celle des sulfurées sodiques des Pyrénées, je les crois peu propres à modifier les différents états de l'organisme auxquels se rattachent les affections cutanées constitutionnelles.

Paris. — Imprimerie de E. Martinet, rue Mignon, 2.

www.ingramcontent.com/pod-product-compliance
Ingram Content Group UK Ltd.
Pitfield, Milton Keynes, MK11 3LW, UK
UKHW020345220726
13923UKWH00004B/1557

9 782019 262471